AF355766

ŒUVRE SEINE-ET-MARNAISE

D'HYGIÈNE SOCIALE ET DE PRÉSERVATION

ANTI-TUBERCULEUSE

SECTION DÉPARTEMENTALE DU COMITÉ NATIONAL

PRÉSIDÉE PAR M. LÉON BOURGEOIS

SIÈGE SOCIAL : PRÉFECTURE DE MELUN

COMPTE RENDU

DE

L'ASSEMBLÉE GÉNÉRALE

du 12 Février 1923

ADRESSER LA CORRESPONDANCE   TÉLÉPHONE

les Petites-Écuries, PARIS   GUTENBERG 48-63

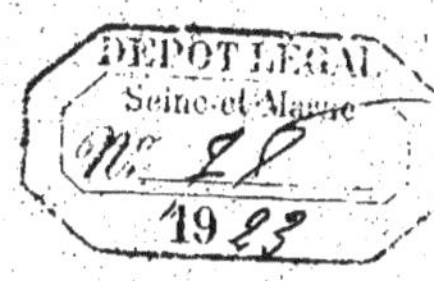

ASSEMBLÉE GÉNÉRALE
du 12 Février 1923

Le lundi 12 février 1923, à 15 heures, les membres de l'*Œuvre Seine-et-Marnaise d'Hygiène Sociale et de Préservation Antituberculeuse* se sont réunis en Assemblée générale au siège social à la Préfecture de Seine-et-Marne.

Etaient présents :

MM. le Préfet de Seine et-Marne, président d'honneur, assisté de :

le docteur BIRE, directeur des Services d'Assistance et d'Hygiène publiques.

PREVET, *président*.

GUYARD, *vice-président*.

H. LEPÈRE, *secrétaire général*.

Mmes la comtesse BENEDETTI, déléguée aux Œuvres d'Assistance.

Ed. SOMMIER, déléguée auprès des Hôpitaux et Sanatoriums.

M. AUBERGÉ.

Mlle de BRABOIS.

Mmes LAMARRE.

la baronne de MAS.

J.-Henri PAJOT.

la vicomtesse PINON.

de PRAT,

M. l'abbé VENDEUIL.

Mme VINOT.

Assistaient aussi à la séance :

Mlle DELALANDE, infirmière visiteuse-major.

S'étaient excusés :

M. CARON, Mme EPHRUSSI, docteur LEFÈVRE, *vice présidents* ; MM. DELACOUR, J.-L. DUMESNIL, Mlle DUPRÉ-GARNIER, MM. le comte LAVAURS, Paul LE COQ, Mlle PAGES, M. le docteur VILPELLE.

M. le Président donne lecture du rapport du Comité Directeur sur l'exercice 1922. Ce rapport est ainsi conçu :

RAPPORT

PRÉSENTÉ PAR LE COMITÉ DIRECTEUR À L'ASSEMBLÉE GÉNÉRALE
DU 12 FÉVRIER 1923

Mesdames,
Messieurs,

Au cours de l'année 1922, l'Œuvre Seine-et-Marnaise d'Hygiène Sociale et de Préservation Anti-Tuberculeuse a poursuivi son développement normal, conformément à nos prévisions.

Dispensaires

Deux cent soixante-sept personnes se sont présentées aux consultations de nos Dispensaires. Sur ce nombre, cent deux inscriptions ont été enregistrées à **Melun**, quatre-vingt-dix-sept à **Coulommiers**, et soixante-huit à **Provins**.

Notre Infirmière Major, Mlle DELALANDE, qui dirige le service du Dispensaire de Melun en même temps qu'elle assure la surveillance générale des deux autres, a rempli sa double mission à notre entière satisfaction. De même, nous n'avons eu qu'à nous louer de l'Infirmière Visiteuse de Coulommiers, Mlle de FONTGALLAND, et c'est avec un vif regret que nous entrevoyons son prochain départ causé par la mort de son frère, ce qui l'oblige à se rapprocher de sa famille.

Nous avons été moins heureux à Provins où l'Infirmière Visiteuse a brusquement abandonné son poste sans raison plausible. Nous avons heureusement pu la remplacer au bout de quelque temps par Mlle DOMER dont nous avons toute satisfaction.

Le Dispensaire de **Montereau** sera inauguré le 19 février. Son ouverture a été retardée principalement par la nécessité d'attendre que fût terminé le stage à l'Ecole de la Glacière de Sœur Elisabeth DUCHALARD, désignée pour devenir l'Infirmière Visiteuse de ce Dispensaire.

Consultations de Nourrissons

Trois cent quarante nourrissons ont été suivis, soignés et visités régulièrement, dont soixante-dix à Fontainebleau, cent onze à Nemours, vingt-quatre à Moret, soixante-huit à Montereau, et soixante-sept à Bourron-Marlotte.

Familles visitées.

Deux cent cinquante familles comprenant des personnes suspectes de tuberculose ont été visitées et ont reçu des médicaments ou des secours de suralimentation.

Clinique d'Oto-Rhino-Laryngologie.

Enfin la Clinique d'Oto-Rhino-Laryngologie de Fontainebleau a inscrit et soigné cent cinquante-sept malades.

Hospitalisation des Tuberculeux.

En 1921, trente-cinq malades avaient été hospitalisés par les soins de l'Œuvre, soit dans des Sanatoriums, soit dans des Préventoriums, moyennant une dépense de *Frs. : 32.488,85*.

En 1922, le nombre des hospitalisés s'est élevé à quatre-vingt-dix-huit et les sommes déboursées ont atteint *100.085 fr. 10* pour 12.522 journées, ce qui fait ressortir le prix de la journée à huit francs en moyenne.

Au cours de l'exercice, nous avons encaissé *Frs. : 7.215,10* à titre de participation aux frais d'hospitalisation, de communes, d'œuvres, de familles et de personnes charitables, ce qui a ramené à *Frs. : 92.870* les charges réelles de l'Œuvre en ce qui concerne ce chapitre.

D'autre part l'Œuvre doit recevoir du Ministère de l'Hygiène une somme totale d'environ *Frs. : 16.000*, pour sa participation aux frais d'hospitalisation de ceux de nos malades qui peuvent bénéficier des conditions énoncées dans la loi du 7 septembre 1919.

Mais, cette somme ne devant être versée qu'en 1923, ne pourra figurer que dans les comptes de l'année 1923.

Néanmoins, ce serait dénaturer la physionomie du chapitre des Hospitalisations que de n'en pas tenir compte ; nous dirons donc que la portion de la dépense demeurée à la charge de l'Œuvre s'est élevée à *Frs. : 77.000*, en nombre rond.

Il faut assurément se féliciter des résultats que nous venons de vous exposer. Ils démontrent que l'Œuvre répond à un besoin pressant et que le travail de ses Dispensaires a été indiscutablement efficace puisqu'il a permis de tripler, par rapport à l'exercice 1921, le nombre des pré-tuberculeux et des tuberculeux hospitalisés dans des établissements où plusieurs d'entre eux ont déjà trouvé la guérison et beaucoup sont en voie d'une amélioration très marquée de leur santé.

Mais votre Comité n'a pas été sans s'émouvoir de la progression parallèle des dépenses ; et, s'il est plus que jamais décidé à ne rien négliger pour découvrir les foyers infectés de tuberculose, pour soigner les malades guérissables et sauver ainsi des vies précieuses, il estime qu'il serait contraire au bon sens de ne pas proportionner les engagements de dépenses à ses ressources. C'est pourquoi, dans ces derniers temps, il s'est vu obligé de se montrer moins large dans l'envoi des malades aux établissements hospitaliers.

Les adultes prétuberculeux et les tuberculeux de début doivent être soignés chez eux lorsqu'ils réunissent des conditions d'hygiène suffisantes ; ils viennent aux consultations des Dispensaires qui les suivent et les surveillent.

Pour les enfants, il est toujours préférable qu'ils soient envoyés dans des Préventoriums et l'Œuvre le fait dans la mesure du possible.

Les malades, non encore gravement atteints, c'est à-dire curables sont placés dans des Sanatoriums.

Quant aux malades du second et surtout du troisième degré qui constituent un danger permanent pour le milieu dans lequel ils vivent, leur place n'est pas dans les Sanatoriums mais dans les hôpitaux ; toutefois, là même, il importe qu'ils soient isolés des autres malades et il faut, hélas, constater que les hôpitaux de Seine-et-Marne, à peu d'exceptions près, n'ont pas de salles spécialement réservées aux tuberculeux.

Enfin l'Œuvre doit s'intéresser, en première ligne, aux malades atteints de tuberculose ouverte, c'est-à-dire pulmonaire, parce qu'ils sont un danger direct pour leur entourage, et ce n'est qu'en seconde ligne qu'elle peut, si ses ressources le lui permettent, assurer la lourde charge de l'hospitalisation des tuberculeux osseux, coxalgiques et autres, malades non contagieux dont la guérison ne peut, le plus souvent, s'obtenir qu'au moyen d'un traitement long et extrêmement coûteux, lorsqu'il est suivi hors du domicile du malade.

Telle est la méthode adoptée par votre Comité dans sa séance du 7 juin 1922.

Il faut s'attendre à ce que l'année 1923 voit augmenter le nombre des malades justiciables des Préventoriums et des Sanatoriums, puisque, dans quelques jours, un quatrième Dispensaire va fonctionner à Montereau qui nous apportera un nouveau contingent de clients, et que, par ailleurs, les malades qui viennent aux dispensaires de Coulommiers, Provins et Melun sont de mois en mois plus nombreux.

A l'accroissement des dépenses qui en résultera doit correspondre une augmentation des recettes, sous peine de priver beaucoup de malades de la cure, qui, seule, peut leur apporter la guérison.

Il est par suite indispensable d'envisager la nécessité d'un effort sérieux dans le sens d'une augmentation notable des ressources de l'Œuvre.

Le Conseil général a bien voulu lui accorder, pour 1923, une subvention de *Frs : 25.000*. Nous l'en remercions vivement.

Il a également voté une somme de *Frs : 50.000*, pour permettre de retenir, pour le département, à Villepinte, dix lits destinés à des femmes tuberculeuses. En outre une commission a été nommée pour étudier dans quel Sanatorium il serait possible de fonder d'autres lits pour tuberculeux hommes et pour voir s'il conviendrait de retenir à Villepinte plus de lits que les 10 déjà acquis.

Nous vous signalons aussi que Mme EPHRUSSI, déjà bienfaitrice de l'Œuvre à ses débuts, a fondé à PEN BRON (Loire-Inférieure) deux lits qui sont réservés à des enfants susceptibles d'être placés par nos soins dans ce Préventorium.

Nous demanderons au Ministère de l'Hygiène de renouveler pour 1923 la subvention de 20.000 francs accordée en 1922.

Nous espérons aussi que le Comité National de défense contre la tuberculose, auquel l'Œuvre est affiliée, voudra bien lui continuer, cette année, sa généreuse dotation de l'an passé, qui était de Frs : 21.000.

Mais ces ressources seront encore trop insuffisantes si nous voulons remplir les obligations morales que l'Œuvre Seine-et-Marnaise a contractées, c'est-à-dire dépister les malades, les amener aux consultations des Dispensaires et hospitaliser tous ceux qui y sont guérissables.

Il faudra nous ingénier à trouver des recettes supplémentaires.

En premier lieu une propagande zélée peut amener de nouveaux adhérents à l'Œuvre qui bénéficiera d'un appui moral plus grand en même temps que d'un surcroît de cotisations.

En second lieu, le département de Seine-et-Marne, qui est réputé pour être un des plus riches de France, s'honore de compter un nombre important de hautes personnalités à la générosité desquelles on ne fait jamais appel en vain lorsqu'il s'agit du bien public.

Un effort serait à tenter de ce côté pour augmenter la liste des membres donateurs de l'Œuvre Seine-et-Marnaise d'Hygiène Sociale et de Préservation Anti-Tuberculeuse, dont l'idéal et le caractère réalisateur ne peuvent manquer d'émouvoir le cœur généreux des philantropes.

Quelle mission plus belle en effet que la sienne?

En surveillant et soignant les nourrissons nous luttons contre la mortalité infantile. Aux foyers suspects nous apportons par nos conseils et nos soins, la possibilité d'en écarter la plus funeste des contagions. Nous amenons les enfants et les adultes malades aux consultations des Dispensaires,

Les premiers qui, généralement, ne sont que des candidats à la tuberculose, nous les envoyons dans des préventoriums où quelques mois d'air pur et d'hygiène suffisent le plus souvent à faire disparaître la menace du danger qui les guettait.

Aux seconds nous faisons donner, dans les Sanatoriums, les soins spéciaux grâce auxquels ils peuvent être guéris des premières atteintes de la tuberculose, car, il faut le dire bien haut, la tuberculose est guérissable lorsqu'elle est soignée à temps.

Et ainsi, non seulement nous conservons des vies humaines mais encore nous contribuons à l'amélioration de la race en faisant disparaître, chez les uns comme chez les autres, une tare physique redoutable.

Dans toute société humaine, sauver des vies et améliorer la race est toujours un devoir étroit pour l'individu aussi bien que pour la collectivité.

Mais en France, à l'heure où le problème de la natalité devient, pour notre Patrie, une question de vie ou de mort, ce devoir prend un caractère absolument impérieux.

Votre Comité est fermement résolu à ne négliger aucun moyen pour mener à bien la tâche que vous lui avez confiée et il compte que chacun aura à cœur de recruter des membres et de provoquer des dons.

Toute l'Administration de l'Œuvre se fait sans frais et vos remerciements doivent aller aux personnes charitables qui, dans chaque arrondissement, concourent bénévolement et avec le plus grand dévouement au bon fonctionnement de l'Œuvre.

M. le Président donne lecture des comptes de l'année 1922 :

RECETTES ET DÉPENSES

DE L'EXERCICE 1922

Espèces en caisse chez MM. de Rothschild frères au 1er janvier 1922 .   92.051 77
  —   —   dans les Sous-Comités   —   1.013 45
Bons de la Défense Nationale 40 859 50

         Ensemble au 1er janvier 1922 . . . . .   133.924 72

Recettes

Subvention du Ministère de l'Hygiène (1922) . . . .   20.000 »
  —   du Conseil Général de Seine-et-Marne (1921) . . . .   20.000 »
  —   —   —   (1922) . . . .   20 000 »
  —   du Comité National de Défense contre la Tuberculose .   21.000 »
Don de M. et Mme Prevet . . . .   5.000 »
  — de Mme E. Sommier . . . .   3.000 »
  — de M. de Verneuil . . . .   300 »
  — du Comité du Vestiaire des Soldats convalescents de Meaux .   500 »
Cotisations des membres bienfaiteurs . . . . 2.150 »
  —   —   fondateurs . . . . 1.655 »
  —   —   adhérents . . . . 450 »   4.255 »

Participation de communes, d'œuvres, de familles et de personnes
  charitables aux frais d'hospitalisation de malades 7.215 10
Intérêts du compte créditeur chez MM. de Rothschild frères . .   487 17

                            101.757 27

Encaissé postérieurement mais comptant à l'exercice
1922 :

Remboursement par le Ministère de l'Hygiène pour sa participation
  aux frais d'hospitalisation . . . .   16.124 »   117.881 27

                                      251.805 99

Dépenses

Secours et soins aux assistés (250 malades et 340 nourrissons) :
Par le Sous-Comité de Coulommiers 2.289 40
  —   —   de Fontainebleau 14.493 62
  —   —   de Meaux 713 80
  —   —   de Melun 1.023 10
Impressions, frais de poste et dépenses diverses 1.152 87
Versements pour hospitalisation dans des Sanatoriums 100.085 10
Versements pour installation et fonctionnement des Dispensaires . .   36.612 65

                            156.370 54

Décaissements postérieurs mais comptant à l'exercice
1922 :

Frais d'hospitalisation dans les Sanatoriums 24.071 65
Impressions, frais de poste, papeterie 3.871 85
Analyses bactériologiques . . . .   45 »   184.359 04

                                      67.446 95

Patrimoine de l'Œuvre

Espèces en caisse chez MM. de Rothschild frères au
  31 décembre 1922 . . . . 35.773 80
Espèces en caisse au bureau des chèques postaux . . 1.846 50
  —   —   dans les Sous-Comités 1.691 15
Bons de la Défense Nationale . . . . 40 000 »   79.311 45

Recettes postérieures au 31 décembre 1922 . . . .   16.124 »

                            95.435 45

Dépenses postérieures 27.988 50

                            67.446 95

M. le Président fournit quelques explications complémentaires sur le placement des malades dans les établissements d'hospitalisation (Sanatoriums et Préventoriums) ainsi que sur les travaux des Dispensaires et leurs dépenses dont les détails s'établissent comme suit :

Dépenses des Dispensaires en 1922

	Honoraires des infirmières-visiteuses	Honoraires des médecins	Pharmacie	Travaux Mobilier	Divers	Total
Coulommiers.......	6.000 »	735 »	570 30	2.257 »	927 60	10.489 90
Melun (4e trimestre)	1.800 »	930 »	177 55	13.650 80	304 95	16.863 30
Provins...........	4.504 »	690 »	278 »		37 45	5.509 45
Montereau........				3.750 »		3.750 »
	12.304 »	2.355 »	1.025 85	19.657 80	1.270 »	36.612 65

Les comptes de l'exercice 1922 sont approuvés à l'unanimité.

M. le Président communique une lettre du Comité National de Défense contre la Tuberculose, invitant l'Œuvre Seine-et-Marnaise à participer à l'Exposition Internationale d'Hygiène organisée à Strasbourg à l'occasion du centenaire de Pasteur.

Le droit d'inscription est de 50 francs et le prix du mètre carré de surface murale a été fixé à 10 francs.

L'Assemblée Générale décide d'accepter l'invitation du Comité National et de participer à l'exposition par l'envoi d'un tableau graphique qui donnera d'une façon synoptique le résumé des travaux de l'Œuvre.

M. le Préfet tient à féliciter le Comité pour les services croissants que l'Œuvre ne cesse de rendre au département et dont le rapport clair et précis qui vient d'être lu permet d'apprécier l'importance.

Il remercie particulièrement les dames qui dépensent sans compter leur temps et leur peine pour aider les infirmières-visiteuses dans la recherche des foyers où sévit la tuberculose, pour amener les mères aux consultations de nourrissons et pour placer les malades dans les établissements hospitaliers.

Il estime, quelque regret que l'on puisse avoir d'être obligé de limiter momentanément le service d'hospitalisation aux tuberculeux pulmonaires, que la méthode indiquée par le Président est conforme au bon sens.

Il faut bien, en effet, proportionner les dépenses aux ressources dont on dispose.

Mais il exprime l'espoir que l'appel adressé aux personnes charitables sera entendu et que des dons importants permettront bientôt de développer tous les services de l'Œuvre et de contribuer à la guérison de tous ceux qu'il est possible de ramener à la santé par les soins intelligents qu'ils peuvent recevoir dans les Dispensaires et les Sanatoriums.

Il termine en assurant l'Assemblée de son plus entier concours.

M. le Président remercie M. le Préfet de ses aimables paroles et de ses encouragements dont l'Assemblée apprécie toute la valeur.

Personne ne demandant plus la parole, la séance est levée à 16 h. 15.

COMITÉ DIRECTEUR

Président d'Honneur : M. le Préfet de Seine-et-Marne.
Président : M. PREVET, député de Seine-et-Marne.
Vice-Présidents : Mme EPHRUSSI.
M. CARON.
M. GUYARD.
M. le Docteur LEFÈVRE.
M. LUGOL, député de Seine-et-Marne.
Trésorier : M. le Baron Edmond de ROTHSCHILD.
Secrétaire général : M. Henri LEPÈRE.

Mme la Comtesse BENEDETTI, déléguée auprès des œuvres d'assistance.
Mme SOMMIER, déléguée auprès des hôpitaux et sanatoria.
Mme la Baronne DE MAS, Mme la Vicomtesse PINON, Mlle DUPRÉ-GARNIER, Mlle DE GONTAUT-BIRON, Mlle PAGÈS, M. le Docteur BOSC, M. le Docteur SIGUIER, M. Jean VERDIER, M. le Docteur VILPELLE.

COMPOSITION DES SOUS-COMITÉS

Sous-Comité de Coulommiers

Présidente : Mme la Vicomtesse PINON.
Trésorier : M. CADIAT.
Membres : MM. BERTHON, BRODARD, LANTENOIS.

Sous-Comité de Fontainebleau

Président : M. le Docteur LEFÈVRE.
Vice-Présidente : Mme la Comtesse BENEDETTI.
Trésorier : M. CONAT.

Mlle DE BRABOIS, M. le Docteur CHOPPY, Mme la Comtesse DE COSSÉ-BRISSAC, Mme J.-L. DUMESNIL, M. le Docteur GAULTRY, Mme HARTUNG, M. LE COQ, Mme la Comtesse DE MONTESQUIOU, Mme PAJOT, M. le Docteur PETIT, Mme DE PRAT, Mme REUSS, M. RULEAU, Mme VINOT.

Sous-Comité de Meaux

Président : M. G. LUGOL, député, maire de Meaux.
Trésorier : M. Jean VERDIER.
M. le Docteur VILPELLE.

Sous-Comité de Melun

Présidente : Mme EPHRUSSI.
Trésorier : M. AUBERGÉ.

M. le Docteur BOSC, Mlle DE GONTAUT-BIRON, Mme LAMARRE, Mme la Baronne DE MAS, Mlle PAGÈS, M. le Docteur SIGUIER, Mme TUOT-TILLIERS, M. VERNIN.

Sous-Comité de Provins

Président : M. CARON.
Trésorier : M. CAUFMANT.
      Mlle DUPRÉ-GARNIER.

LISTE DES DISPENSAIRES INAUGURÉS

Dispensaire de Coulommiers
Rue du Theil (en face la caserne).

Infirmière-Visiteuse : Mme FABIANI.
Médecins consultants : Docteur ALLEAUME ; Docteur ALBERTIER ;
      Docteur BONNIS ; Docteur LORÉMY ;
      Docteur SAUVAN.

Dispensaire de Melun
Pavillon annexé à l'Hospice.

Infirmière-Visiteuse : Mlle DELALANDE.
Médecins consultants : Doctoresse SERVAIS-LEGENDRE ;
      Docteur FONTAINE.

Dispensaire de Provins
1, Rampe du Collège.

Infirmière-Visiteuse : Mlle DOMER.
Médecin consultant : Docteur TOURNIER ; Docteur Pierre GELLÉ.

Dispensaire de Fontainebleau
Rue de France et 71, Rue Saint-Honoré.

Médecins consultants : Docteur GAULTRY, 25, rue Carnot ;
      Docteur RASSE (Rhino-Laryngologie-
      Ophtalmologie).

Dispensaire de Montereau

Infirmière-Visiteuse : Sœur Elisabeth DUCHALARD.
Médecins consultants : Docteur BALLACEY ; Docteur BEAU ;
      Docteur PETIT ; Docteur TOURNADOUR ;
      Docteur HUMBERT ; Docteur POSTEL.

Dispensaire de Moret

Directrice : Sœur GRANGE.
Médecins consultants : Docteur TRIFIER ; Docteur DANIS ;
      Docteur DUCLOS.

Dispensaire de Nemours

Médecin consultant : Docteur CHOPPY.

LISTE DES MEMBRES DE L'ŒUVRE
ayant cotisé en 1922

Membres Donateurs

Comité des Soldats conval[ts] de Meaux.
Mme Ephrussi.
Mme Sommier.
M. et Mme Prevet.
M. De Verneuil.

Membres Bienfaiteurs

M. Ubald Bocquet.
M. le Comte Louis De Boisgelin.
M. Paul Brodard, membre à vie.
M. et Mme Chasles.
Mme Veuve Desforges.
M. E. Deustch de la Meurthe.
M. Duburcq, conseiller général.
M. André D'Eichtal.
M. William D'Eichtal.
Mme Ephrussi.
Faïencerie de Creil et Montereau
Mme Marius Fontane.
M. Walter Gay.
Mlle De Gontaut-Biron.
Municipalité de Germigny-l'Evêque.
M. Jacquin.

Mme Veuve Languillat.
M. Larmurier.
Mme Larmurier.
M. Liénart.
M. Gaston Menier, sénateur.
M. Albert Mirabaud.
M. le Marquis De Mun.
M. Ernest Nottin.
Mme Pajot.
M. Fernand Robert.
M. Stéphan, Directeur de la Brasserie Grüber.
Union Commerciale de Villenoy.
M. Vernin.
Mme G. Verdier.
M. Jean Verdier.

LISTE DES MEMBRES FONDATEURS

M. Aubergé.
Municipalité d'Aulnoy.
M. Bardin.
Mlle Bastide.
M. le Baron De Beauverger.
Mme la Comtesse Benedetti.
M. Berendorf.
Mme Bié.
M. Alf. Blacque.
Mme De Bonneville.
M. le Docteur Bosc.
M. Boulant.
Mlle De Brabois.
Municipalité de Boissy-le-Châtel.
M. Cadiat.
M. Caron.
M. Chalamon.
Compagnie Industrielle des Sables de Nemours.
M. Gustave Chambault.
M. le Baron De Charnacé.
Municipalité de Choisy-en-Brie.
M. le Baron de Dammartin.
M. A. Darrasse.
M. Desplanches, conseiller général.
Mme Debreuil.
Mme Deroyer.
M. Pierre Duchesne.
MM. Dufay et Cie.
M. Alf. Dumaine.
Mme Alf. Dumaine.

Mlle Dupré-Garnier.
Mme Dutar.
M. Faugeron.
MM. Ferrand, Renaud et Cie.
M. Paul Fourey.
M. Franche, Directeur de la Banque de France à Meaux.
Mme G. Frère.
M. Maurice Frings.
Mme Maurice Frings.
M. Louis Gérard.
Municipalité de Germigny-l'Evêque.
M. Gillon.
M. Paul Guillaume.
M. Guyard.
M. le Docteur Halbron.
M. Hardy, conseiller général.
Mme Herlot.
M. Maxime Houdart.
M. Ed. Labour, conseiller général.
M. André Larnaude.
M. le Comte Lavaurs.
M. le Docteur Lefèvre, conseiller général.
M. Henri Lepère.
M. Georges Le Roy.
M. M. Letellier.
M. Lioret, conseiller général.
M. Robert Louchet.
M. Mallet.
Mme la Baronne De Mas.

M. De Maussion.
Mme De Maussion.
M. Mettetal.
M. René Michel.
Mme la Comtesse De Montaigu.
Mme la Comtesse De Montesquiou.
Mlle M. Munaut.
M. A. Ouvré, député, cons¹ˡᵉʳ général.
Compagnie du P.-L.-M.
Mlle Pagès.
M. Penancier, sénateur, conseil¹ g¹.
M. G. Piercourt.
M. le Vicomte Pinon.

Mme la Vicomtesse Pinon.
MM. Plon, Nourrit et Cⁱᵉ.
Mlle Ponceau.
Mme De Prat.
M. Henri Puerari.
Mme Puyforcat.
Mme la Comtesse De Quélen.
Mme Reuss.
Municipalité de la Trétoire.
Mme Theologo.
M. Alph. Valadon.
Mme Félix Varin.
Mme Zens.

LISTE DES MEMBRES ADHÉRENTS

M. Agogué.
M. Bachélier.
Mme Barbier.
Mme Bardon.
M. Baudouin.
Mme Bégué.
M. Beslier.
Mme Bétoux.
M. le Docteur Bire.
Mme Bire.
M. Boizard.
M. Bonnet.
Mme Boulay.
Mme Bourlier.
M. Claude Brouillé.
Mme Veuve Bruyer.
M. le Directeur de la Croix de Seine-et-Marne.
M. Cambier.
M. José Caroly.
Mlle Suzanne Caroly.
Mme Caroly.
Mme Pierre Challe.
Mme Charpentier.
M. Chaufournier.
M. le Docteur Choppy.
Mme Choppy.
Mme Collet.
M. Connat.
Mme la Comtᵉˢˢᵉ De Cossé-Brissac.
M. H. Courtier.
Mme Couvreur.
M. Pierre Challe.
M. E. Cronier.
M. Delacourt consᵉʳ g¹.
Mme Deloison.
M. Deloison.
M. Desserteaux.
Mme Desserteaux.
M. Ch. Dréau.
M. J.-L. Dumesnil, député, conseiller général.

Mme J.-L. Dumesnil.
M. Durand.
Mme Evrard.
M. Forgemol De Bostquénard, conseiller g¹.
M. Fraigneau.
M. Frébault, consˡˡᵉʳ g¹.
M. Pierre Frings.
Mme Jules Frot.
M. Frutel.
M. Gallois.
M. le Docteur Gaultry.
M. Girardin (membre à vie).
M. Guadet.
Mme Guy.
M. Haquin.
Mme Hardy.
Mme Hartung.
M. Heitz.
Mme Heitz.
M. Jobert.
M. A. Jonnot.
Mme Joussemet.
Mme Lallemand.
Mme Lamarre.
M. Ch. Lambert.
Mlle Lambert.
M. Jules Lamotte.
M. Lanéry, conseilˡᵉʳ g¹.
M. G. Lébeigue.
M. Henri Lecœur.
M. Paul Le Coq.
M. Lesève.
M. Loyseau.
M. Fᵈ Lucas.
M. Myrtille Lucas.
M. Lucquin, conseiˡˡᵉʳ g¹.
Mlle Maillard.
M. Maillet.
M. Gaston Marchand.
M. Eugène Marquis.
M. Henri Martin.
Mme Martin du Gard.

M. Méric.
M. le Docteur Merlin.
Mme Rachel Millot.
M. Mirville.
Mme Henri Montagnan.
Mme Robᵗ Montagnan.
M. Jean Mornet.
M. Marcel Nouvion.
M. Olivier.
Mme Olivier.
M. Pajard.
M. Louis Perrin.
Mme Pinton.
M. Georges Ponchel.
M. F. Proffit.
MM. Puget et Chollet.
M. Quinault.
M. P. Raby.
M. G. Rebours.
M. P. Rousseau.
M. Roussillon.
Mme Roussillon.
M. Lucien Royer.
M. Ruteau.
Mme Ruteau.
M. Salmon, conseiller g¹.
M. Salvain.
M. Samory.
M. le Docteur Siguier.
M. Em. Séguin.
M. Solvet.
M. Thibault.
M. R. Tilliet.
Mme Tuot-Tilliers.
Mme Villarue.
Mme Villeneuve.
Municipalité de Villeneuve-le-Comte.
Mme Vinot.
M. le Docteur Vilpelle.
Mme De Villefosse.
M. De Villefosse.
M. Aimé Wargnier.

Loi du 1ᵉʳ Juillet 1901

Décret du 16 Août 1902

ŒUVRE SEINE-ET-MARNAISE
D'HYGIÈNE SOCIALE
ET DE PRÉSERVATION ANTITUBERCULEUSE

(Section départementale du Comité National
présidée par M. Léon Bourgeois)

STATUTS

ARTICLE PREMIER

Il est constitué entre les adhérents aux présents statuts placés sous le régime de la loi du 1ᵉʳ juillet 1901, et sous le nom « **Œuvre Seine-et-Marnaise d'Hygiène Sociale et de Préservation Antituberculeuse** », une Association qui prend la suite du « Comité Départemental d'Assistance aux Militaires tuberculeux », fondé en Seine-et-Marne, le 30 juin 1916.

ART. 2

Cette œuvre a pour objet, non seulement de poursuivre la lutte contre la tuberculose, mais encore de prêter assistance à tous les malades dignes d'intérêt et de s'appliquer à la vulgarisation de ce qui peut, par des mesures d'hygiène ou autrement, améliorer la santé publique.

L'Œuvre peut collaborer avec d'autres œuvres ou s'affilier à des Unions d'associations poursuivant un but analogue.

ART. 3

Le siège social est à Melun, à la préfecture.

L'action de l'œuvre s'étendra uniquement sur le territoire du département de Seine-et-Marne.

ART. 4

L'œuvre se compose de membres bienfaiteurs, membres fondateurs et membres adhérents qui auront accepté de payer une cotisation annuelle, savoir :

Cent francs pour les membres bienfaiteurs.

Vingt-cinq francs pour les membres fondateurs.

Cinq francs pour les membres adhérents.

Les cotisations peuvent être rachetées par un versement unique représentant vingt annuités.

Les membres qui se seront ainsi libérés seront nommés membres à vie.

Art. 5

L'Œuvre pourra nommer des présidents et membres d'honneur, dont la qualité ne comportera le paiement d'aucune cotisation, et s'adjoindre, si elle le juge à propos, un Comité de Patronage dont elle réglera la constitution et les attributions.

Art. 6

L'Œuvre recevra avec reconnaissance tous dons, subventions, legs, etc., qui lui seront alloués.

Art. 7

L'Œuvre est administrée par un conseil, dit « Comité directeur », de 9 membres au moins et de 15 membres au plus, qui sont élus pour trois ans par l'Assemblée générale.

Le renouvellement du Comité a lieu par tiers.

Les membres sortants sont rééligibles.

Nul ne peut être nommé membre du Comité que s'il est Français, majeur et s'il jouit de ses droits civils et civiques.

· Le Comité devra comprendre : un délégué au moins de chaque sous-comité local se conformant aux obligations prescrites dans le règlement intérieur (contrôle effectif du fonctionnement et du budget, système uniforme de fiches et fichier central, nécessité de n'employer comme visiteuses d'hygiène professionnelles que des personnes diplômées d'une école reconnue par le Comité National Français et la mission Rockfeller : obligation dans chaque dispensaire d'une visiteuse et d'un service médical stable et compétent ; circonscription sanitaire définie).

Feront aussi partie avec profit du Comité directeur les représentants autorisés des administrations publiques (préfet, sous-préfet, inspecteur de l'Assistance publique, délégués du Conseil général, de l'inspection départementale d'hygiène, d'œuvres telles que Commission des hospices, Habitations à bon marché, Œuvre Grancher, Associations de secours aux blessés, représentants du corps médical).

Le Comité nomme, chaque année, son bureau qui est composé d'un président d'un ou plusieurs vice-présidents, d'un secrétaire général et d'un trésorier.

Art. 8

Une assemblée générale de l'Œuvre a lieu une fois par an pour entendre le rapport du Comité et approuver les comptes.

Le Comité se réunit, suivant les besoins, sur la convocation du président.

Celui-ci est tenu de le convoquer toutes les fois que la moitié des membres en fait la demande motivée. La présence de cinq membres au moins est nécessaire pour la validité des délibérations.

En cas de partage des voix, celle du président est prépondérante.

Il est tenu un registre des procès-verbaux des séances.

Art. 9

Des sous-comités seront créés dans au moins chacun des arrondissements du département.

Le bureau du Comité en déterminera la composition et pourra déléguer tout ou partie de ses pouvoirs.

Chaque sous-comité sera représenté par un au moins de ses membres au sein du Comité directeur de l'Œuvre.

Les sous-comités, par leurs présidents, tiendront chaque trimestre, par un rapport succinct, le président du Comité directeur au courant de leurs efforts et lui feront connaître leurs besoins financiers et autres ainsi que les démarches qu'il pourrait y avoir lieu que le Comité fît.

Chaque année, dans la première quinzaine de janvier, chaque sous-comité transmettra au président un rapport détaillé sur l'ensemble de ses opérations et l'accompagnera des pièces utiles.

ART. 10

Toutes les fonctions de l'Association (comités et sous-comités) sont gratuites.

ART. 11

Les dépenses sont ordonnancées par le président.

L'Œuvre est représentée en justice et dans les actes de la vie civile par le président. A son défaut, le président est remplacé par telle personne désignée par le Comité directeur.

ART. 12

Les recettes de l'Œuvre sont constituées par les subventions qui pourront lui être accordées par l'Etat, le département ou les communes, par les dons et legs qui pourront lui être faits par des bienfaiteurs (particuliers ou collectivités) et par les cotisations de ses membres.

ART. 13

L'Œuvre prendra fin de droit sur la demande d'une Assemblée générale convoquée à cet effet, laquelle déterminera l'affectation de l'actif, qui sera attribué de préférence à des œuvres similaires.

ART. 14

Un règlement intérieur pourra être arrêté par le bureau afin de déterminer les conditions de détail propres à assurer l'exécution des présents statuts.

ART. 15

Tous pouvoirs sont donnés au porteur des présents statuts pour en faire le dépôt conformément à la loi.

Les présents statuts ont été déposés à la Préfecture de Seine-et-Marne le 17 juillet 1920.

Meaux. — Imp. A. JAGET, 35, rue du Tan